52 Recetas de Jugos Repletas de Vitaminas Para el Cáncer de Pulmón:

Combinaciones de Ingredientes Poderosos Que Ayudarán a su Cuerpo a Destruir las Células Cancerígenas

Por

Joe Correa CSN

DERECHOS DE AUTOR

Esta publicación está diseñada para proveer información precisa y autoritaria respecto al tema en cuestión. Es vendido con el entendimiento de que ni el autor ni el editor están envueltos en brindar consejo médico. Si éste fuese necesario, consultar con un doctor. Este libro es considerado una guía y no debería ser utilizado en ninguna forma perjudicial para su salud. Consulte con un médico antes de iniciar este plan nutricional para asegurarse que sea correcto para usted.

RECONOCIMIENTOS

Este libro está dedicado a mis amigos y familiares que han tenido una leve o grave enfermedad, para que puedan encontrar una solución y hacer los cambios necesarios en su vida.

52 Recetas de Jugos Repletas de Vitaminas Para el Cáncer de Pulmón:

Combinaciones de Ingredientes Poderosos Que Ayudarán a su Cuerpo a Destruir las Células Cancerígenas

Por

Joe Correa CSN

CONTENIDOS

ACERCA DEL AUTOR

Luego de años de investigación, honestamente creo en los efectos positivos que una nutrición apropiada puede tener en el cuerpo y la mente. Mi conocimiento y experiencia me han ayudado a vivir más saludablemente a lo largo de los años y los cuales he compartido con familia y amigos. Cuanto más sepa acerca de comer y beber saludable, más pronto querrá cambiar su vida y sus hábitos alimenticios.

La nutrición es una parte clave en el proceso de estar saludable y vivir más, así que empiece ahora. El primer paso es el más importante y el más significativo.

INTRODUCCIÓN

52 Recetas de Jugos Repletas de Vitaminas Para el Cáncer de Pulmón: Combinaciones de Ingredientes Poderosos Que Ayudarán a su Cuerpo a Destruir las Células Cancerígenas

Por Joe Correa CSN

La comida tiene un gran impacto en su cuerpo y salud. Casi todas las enfermedades están relacionadas directamente a los alimentos que ingerimos y por eso es crucial escoger con cuidado lo que ponemos en la mesa. Tiene el poder de curar nuestro cuerpo desde adentro, que es especialmente importante para personas con cáncer de pulmón o cualquier tipo de cáncer. A veces, consumimos cantidades excesivas de farmacéuticos que podrían o no ser efectivos, lo que puede debilitar nuestro sistema inmune y cuerpo entero.

En este libro, compartiré con usted algunas recetas de jugos que le darán a su cuerpo los nutrientes que necesita para funcionar apropiadamente y combatir todo tipo de enfermedades. Implementar estas recetas en su vida diaria tendrá un efecto poderoso en su salud general. Honestamente creo que no tenemos otra opción que forjar nuestro camino hacia la salud a través de elecciones adecuadas de alimentación. Esto se refiere primariamente a frutas frescas y vegetales, que son la clave para una buena salud. Cuanto más podamos volver a comer como lo pretende la naturaleza, mejores serán nuestras oportunidades de vivir una vida sin cáncer.

Cuando hablamos de cáncer de pulmón, sus mejores opciones son frutas y vegetales coloridos. Estos alimentos están repletos de antioxidantes, incluyendo vitamina A y C, que han sido comprobadas como altamente efectivas en ayudar a combatir este tipo de cáncer. Las frutas como las bayas y vegetales como el tomate, zapallo y pimientos son particularmente buenos, y sus jugos deberían basarse en ellos. Estas comidas, combinadas correctamente, pueden ser deliciosas.

Teniendo esto en mente, he creado una colección maravillosa de recetas de jugo para prevenir el cáncer, que son sabrosas y efectivas. ¡Disfrute probándolas a todas!

52 RECETAS DE JUGOS REPLETAS DE VITAMINAS PARA EL CÁNCER DE PULMÓN: COMBINACIONES DE INGREDIENTES PODEROSOS QUE AYUDARÁN A SU CUERPO A DESTRUIR LAS CÉLULAS CANCERÍGENAS

1. Jugo de Espinaca y Brócoli

Ingredientes:

1 taza de espinaca fresca, en trozos

1 taza de brócoli, en trozos

1 manzana Granny Smith pequeña, sin centro

1 taza de uvas verdes

1 cucharada menta fresca, picada

Preparación:

Usando un colador grande, lavar la espinaca y brócoli bajo agua fría. Colar y romper la espinaca. Recortar las capas externas del brócoli y trozar. Rellenar los vasos medidores y dejar a un lado.

Lavar la manzana y cortarla por la mitad. Remover el centro y trozar. Dejar a un lado.

Lavar las uvas y remover las hojas. Dejar a un lado.

Combinar la espinaca, brócoli, manzana y uvas en una juguera, y pulsar. Transferir a un vaso y rociar con menta fresca.

Refrigerar 10 minutos antes de servir.

Información nutricional por porción: Kcal: 176, Proteínas: 9.8g, Carbohidratos: 49.5g, Grasas: 1.7g

2.   Jugo de Arándanos y Remolacha

Ingredientes:

1 taza de arándanos

1 lima entera, sin piel

1 banana grande, en rodajas

1 taza de Lechuga romana, rallada

1 pepino entero, en rodajas

Preparación:

Lavar los arándanos usando un colador pequeño. Colar y rellenar un vaso medidor. Dejar a un lado.

Pelar la lima y cortarla por la mitad. Dejar a un lado.

Pelar la banana y cortarla en rodajas finas. Dejar a un lado.

Lavar la lechuga bajo agua fría. Rallarla y rellenar un vaso medidor. Dejar a un lado.

Lavar el pepino y cortarlo en rodajas finas. Dejar a un lado.

Combinar los arándanos, lima, banana, lechuga y pepino en una juguera, y pulsar. Transferir a un vaso y añadir hielo picado.

Servir inmediatamente.

Información nutricional por porción: Kcal: 176, Proteínas: 9.8g, Carbohidratos: 49.5g, Grasas: 1.7g

3.   Jugo de Palta y Remolacha

Ingredientes:

1 taza de palta, en trozos

1 taza de remolachas, recortadas

1 zanahoria grande, en rodajas

1 nudo de jengibre pequeño

¼ cucharadita cúrcuma, molida

2 onzas agua

Preparación:

Pelar la palta y cortarla por la mitad. Remover el carozo y trozar. Rellenar un vaso medidor y reservar el resto en la nevera.

Recortar las partes verdes de la remolacha. Pelarla y cortar en rodajas finas. Rellenar un vaso medidor y refrigerar el resto.

Lavar y pelar la zanahoria. Trozar y dejar a un lado.

Pelar el nudo de jengibre y trozarlo. Dejar a un lado.

Combinar la palta, remolacha, zanahoria y jengibre en una juguera. Pulsar y transferir a un vaso. Añadir la cúrcuma y agua, y refrigerar 15 minutos antes de servir.

Información nutricional por porción: Kcal: 265, Proteínas: 5.9g, Carbohidratos: 33.4g, Grasas: 21.8g

4. Jugo de Granada y Cantalupo

Ingredientes:

1 taza de semillas de granada

1 gajo grande de cantalupo

1 manzana verde pequeña, sin centro

1 nudo de jengibre pequeño, en rodajas

1 onza de agua

Preparación:

Cortar la parte superior de la granada y deslizar hacia las membranas blancas. Remover las semillas a un vaso medidor y dejar a un lado.

Cortar el cantalupo por la mitad. Remover las semillas y cortar un gajo grande. Pelar y trozar. Envolver el resto en film y refrigerar.

Lavar la manzana y cortarla por la mitad. Remover el centro y trozar. Dejar a un lado.

Pelar el jengibre y trozarlo. Dejar a un lado.

Combinar la granada, cantalupo, manzana y jengibre en una juguera. Pulsar y transferir a un vaso. Añadir agua para ajustar la amargura.

Refrigerar 10-15 minutos antes de servir.

Información nutricional por porción: Kcal: 162, Proteínas: 3.1g, Carbohidratos: 45.3g, Grasas: 1.5g

5. Jugo de Pomelo y Damasco

Ingredientes:

2 pomelos enteros

1 taza de verdes de ensalada, en trozos

2 damascos enteros, sin carozo

¼ cucharadita de cúrcuma, molida

Preparación:

Pelar los pomelos y dividirlos en gajos. Cortar cada gajo por la mitad y dejar a un lado.

Lavar los verdes de ensalada bajo agua fría. Colar y trozar. Dejar a un lado.

Lavar los damascos y cortarlos por la mitad. Remover el carozo y trozar. Dejar a un lado.

Combinar los pomelos, verdes de ensalada y damascos en una juguera, y pulsar. Transferir a un vaso y añadir la cúrcuma.

Refrigerar 10 minutos antes de servir.

Información nutricional por porción: Kcal: 208, Proteínas: 5.8g, Carbohidratos: 62.1g, Grasas: 1.2g

6.   Jugo de Melón Dulce y Pepino

Ingredientes:

1 gajo grande de melón dulce

1 taza de pepino, en rodajas

1 taza de arándanos agrios enteros

2 frutillas frescas

1 onza agua de coco

Preparación:

Lavar el melón por la mitad. Remover las semillas y lavarlo. Cortar un gajo y pelarlo. Trozar y dejar a un lado.

Lavar el pepino y cortarlo en rodajas finas. Rellenar un vaso medidor y reservar el resto. Dejar a un lado.

Usando un colador pequeño, lavar los arándanos agrios. Colar y dejar a un lado.

Lavar las frutillas y remover las hojas. Trozar y dejar a un lado.

Combinar el melón, pepino, arándanos agrios y frutillas en una juguera. Pulsar, transferir a un vaso y añadir algunos cubos de hielo.

Servir inmediatamente.

Información nutricional por porción: Kcal: 96, Proteínas: 1.8g, Carbohidratos: 31.4g, Grasas: 0.6g

7. Jugo de Coliflor y Alcachofa

Ingredientes:

1 taza de coliflor, en trozos

1 alcachofa mediana, en trozos

1 limón entero, sin piel y por la mitad

1 calabacín pequeño, en rodajas finas

1 nudo de jengibre pequeño, en trozos

¼ cucharadita sal

Preparación:

Recortar las hojas externas de la coliflor. Trozar y lavar. Rellenar un vaso medidor y rociar con sal. Dejar a un lado.

Recortar las capas externas de la alcachofa. Trozar y dejar a un lado.

Pelar el limón y cortarlo por la mitad. Dejar a un lado.

Lavar el calabacín y cortarlo en rodajas. Dejar a un lado.

Pelar el nudo de jengibre y trozarlo. Dejar a un lado.

Combinar la coliflor, alcachofa, limón, calabacín y jengibre en una juguera. Pulsar.

Transferir a un vaso y refrigerar 15 minutos antes de servir.

Información nutricional por porción: Kcal: 82, Proteínas: 8.4g, Carbohidratos: 28.9g, Grasas: 1.1g

8.   Jugo de Ananá y Banana

Ingredientes:

1 taza de trozos de ananá

1 banana grande, en rodajas

1 taza de moras

1 lima entera, sin piel

1 onza de agua

Preparación:

Cortar la parte superior del ananá. Pelarlo y cortar en rodajas finas. Rellenar un vaso medidor y reservar el resto.

Pelar la banana y cortarla en rodajas finas. Dejar a un lado.

Poner las moras en un colador pequeño y lavar bajo agua fría. Colar y dejar a un lado.

Pelar la lima y cortarla por la mitad. Dejar a un lado.

Combinar el ananá, banana, moras y lima en una juguera. Pulsar, transferir a un vaso y añadir hielo antes de servir.

Información nutricional por porción: Kcal: 222, Proteínas: 4.5g, Carbohidratos: 70.2g, Grasas: 1.4g

9.　　Jugo de Pimiento y Tomate

Ingredientes:

1 pimiento rojo grande, en trozos

1 tomate mediano, en trozos

1 taza de berro, en trozos

1 rama de romero

1 onza de agua

Preparación:

Lavar el pimiento y cortarlo por la mitad. Remover las semillas y trozar. Dejar a un lado.

Lavar el tomate y ponerlo en un tazón pequeño. Trozar y reservar el jugo. Dejar a un lado.

Lavar el berro bajo agua fría. Colar y romper con las manos. Dejar a un lado.

Combinar los pimientos, tomate y berro en una juguera y pulsar. Transferir a un vaso y añadir el agua y jugo de tomate. Rociar con romero y servir inmediatamente.

Información nutricional por porción: Kcal: 56, Proteínas: 3.5g, Carbohidratos: 15.1g, Grasas: 0.7g

10.   Jugo de Calabaza y Zanahoria

Ingredientes:

1 taza de calabaza, en cubos

1 zanahoria grande, en rodajas

1 taza de pepino, en rodajas

1 naranja grande, sin piel y en gajos

1 nudo de jengibre pequeño, en trozos

Preparación:

Cortar la parte superior de la calabaza. Cortar por la mitad y remover las semillas. Quitar un gajo grande y pelarlo. Cortar en cubos pequeños y rellenar un vaso medidor. Reservar el resto en la nevera.

Lavar y pelar la zanahoria. Cortar en rodajas finas y dejar a un lado.

Lavar el pepino y cortarlo en rodajas finas. Rellenar un vaso medidor y reservar el resto. Dejar a un lado.

Pelar la naranja y dividirla en gajos. Cortar cada gajo por la mitad y dejar a un lado.

Pelar el nudo de jengibre y trozarlo. Dejar a un lado.

Combinar la calabaza, zanahoria, pepino, naranja y jengibre en una juguera. Pulsar, transferir a un vaso y añadir hielo.

Servir inmediatamente.

Información nutricional por porción: Kcal: 130, Proteínas: 4.1g, Carbohidratos: 39.1g, Grasas: 0.6g

11. Jugo de Espinaca y Rábano

Ingredientes:

1 taza de espinaca fresca, en trozos

2 rábanos grandes, en trozos

1 taza de pepino, en rodajas

1 taza de rúcula, en trozos

¼ cucharadita cúrcuma, molida

Preparación:

Lavar la espinaca bajo agua fría. Colar y romper con las manos. Dejar a un lado.

Lavar los rábanos y recortar las partes verdes. Pelar y cortar en rodajas finas. Dejar a un lado.

Lavar el pepino y cortarlo en rodajas finas. Dejar a un lado.

Lavar la rúcula y romper con las manos. Dejar a un lado.

Combinar la espinaca, rábano, pepino y rúcula en una juguera, y pulsar. Transferir a un vaso y añadir la cúrcuma.

Refrigerar 15 minutos antes de servir.

Información nutricional por porción: Kcal: 53, Proteínas: 9.4g, Carbohidratos: 15.3g, Grasas: 1.1g

12. Jugo de Manzana y Ciruela

Ingredientes:

1 manzana roja Deliciosa mediana, sin centro

1 ciruela entera, sin centro

1 banana grande, sin piel y en trozos

¼ cucharadita de canela, molida

2 onzas de agua

Preparación:

Lavar la manzana y cortarla por la mitad. Remover el centro y trozar. Dejar a un lado.

Lavar la ciruela y cortarla por la mitad. Remover el carozo y trozar. Dejar a un lado.

Pelar la banana y trozar. Dejar a un lado.

Combinar la manzana, ciruela y banana en una juguera, y pulsar. Transferir a un vaso y añadir el agua y canela.

Agregar algunos cubos de hielo antes de servir.

Información nutricional por porción: Kcal: 238, Proteínas: 2.5g, Carbohidratos: 68.4g, Grasas: 1.1g

13. Jugo de Brócoli y Remolacha

Ingredientes:

2 tazas de brócoli, en trozos

1 taza de remolachas, recortadas y en trozos

1 taza de perejil fresco, en trozos

1 taza de apio, en trozos

¼ cucharadita de cúrcuma, molida

¼ cucharadita jengibre, molido

Preparación:

Lavar el brócoli y recortar las capas externas. Trozar y dejar a un lado.

Lavar y pelar la remolacha. Recortar las partes verdes y trozar. Rellenar un vaso medidor y reservar el resto.

Lavar el perejil bajo agua fría y colar. Romper con las manos y dejar a un lado.

Lavar los tallos de apio y trozarlos. Rellenar un vaso medidor y dejar a un lado.

Combinar el brócoli, remolacha, perejil y apio en una juguera, y pulsar. Transferir a un vaso y añadir la cúrcuma y jengibre.

Refrigerar 10 minutos antes de servir.

Información nutricional por porción: Kcal: 109, Proteínas: 9.8g, Carbohidratos: 31.8g, Grasas: 1.5g

14. Jugo de Sandía y Durazno

Ingredientes:

1 taza de sandía, en cubos

1 durazno grande, sin carozo y en trozos

1 manzana verde mediana, sin centro y en trozos

1 banana pequeña, en trozos

¼ cucharadita de canela, molida

Preparación:

Cortar la sandía por la mitad. Cortar un gajo grande y envolver el resto en film. Pelar el gajo y cortarlo en cubos. Remover las semillas y rellenar un vaso medidor. Dejar a un lado.

Lavar el durazno y cortarlo por la mitad. Remover el carozo y trozar. Dejar a un lado.

Pelar la banana y trozar. Dejar a un lado.

Combinar la sandía, durazno, manzana y banana en una juguera, y pulsar. Transferir a un vaso y añadir la canela.

Agregar hielo y servir inmediatamente.

Información nutricional por porción: Kcal: 260, Proteínas: 4.4g, Carbohidratos: 73.9g, Grasas: 1.3g

15.   Jugo de Pimiento Amarillo y Calabacín

Ingredientes:

1 pimiento amarillo grande, en trozos

1 calabacín mediano, en rodajas

1 taza de albahaca fresca, en trozos

1 zanahoria grande, en rodajas

¼ cucharadita de jengibre, molido

Preparación:

Lavar el pimiento y cortarlo por la mitad. Remover la rama y semillas. Trozar y dejar a un lado.

Lavar el calabacín y trozar. Dejar a un lado.

Lavar la albahaca bajo agua fría. Colar y trozar. Dejar a un lado.

Lavar y pelar la zanahoria. Cortar en rodajas finas y dejar a un lado.

Combinar el pimiento, calabacín, albahaca y zanahoria en una juguera, y pulsar. Transferir a un vaso y añadir el jengibre. Agregar agua de ser necesario.

Refrigerar 10 minutos antes de servir.

Información nutricional por porción: Kcal: 94, Proteínas: 5.6g, Carbohidratos: 25.4g, Grasas: 1.3g

16.   Jugo de Frutilla y Espinaca

Ingredientes:

1 taza de frutillas, en trozos

1 taza de espinaca, en trozos

1 limón entero, sin piel

1 lima entera, sin piel

1 cucharada miel, cruda

2 onzas de agua

Preparación:

Lavar las frutillas y remover las hojas. Trozar y dejar a un lado.

Lavar la espinaca bajo agua fría. Colar y trozar. Dejar a un lado.

Pelar el limón y lima. Cortarlos por la mitad y dejar a un lado.

Combinar las frutillas, espinaca, limón y lima en una juguera, y pulsar. Transferir a un vaso y añadir el agua y miel.

Decorar con menta. Refrigerar 15 minutos antes de servir.

Información nutricional por porción: Kcal: 81, Proteínas: 5.8g, Carbohidratos: 27.8g, Grasas: 1.4g

17.   Jugo de Espárragos y Coliflor

Ingredientes:

1 taza de espárragos, en trozos

1 taza de coliflor, en trozos

1 taza de apio, en trozos

1 taza de pepino, en rodajas

¼ cucharadita de cúrcuma, molida

¼ cucharadita de pimienta cayena, molida

Preparación:

Lavar los espárragos bajo agua fría. Recortar las puntas y trozar. Dejar a un lado.

Lavar la coliflor y recortar las hojas externas. Trozar y rellenar un vaso medidor. Reservar el resto.

Lavar el apio y trozar. Dejar a un lado.

Lavar el pepino y cortar en rodajas finas. Rellenar el vaso medidor y reservar el resto en la nevera.

Combinar los espárragos, coliflor, apio y pepino en una juguera, y pulsar. Transferir a un vaso y añadir la cúrcuma y pimienta cayena.

Servir inmediatamente.

Información nutricional por porción: Kcal: 52, Proteínas: 6.1g, Carbohidratos: 15.4g, Grasas: 0.7g

18.   Jugo de Cereza y Limón

Ingredientes:

1 taza de cerezas frescas, sin carozo

1 limón entero, sin piel

1 alcachofa mediana, en trozos

1 manzana mediana, sin centro

¼ cucharadita de canela, molida

Preparación:

Lavar las cerezas usando un colador. Cortarlas por la mitad y remover las semillas. Dejar a un lado.

Pelar el limón y cortarlo por la mitad. Dejar a un lado.

Lavar la alcachofa y recortar las capas externas. Trozar y dejar a un lado.

Lavar la manzana y cortarla por la mitad. Remover el centro y trozar. Dejar a un lado.

Combinar las cerezas, limón, alcachofa y manzana en una juguera, y pulsar. Transferir a un vaso y añadir la canela.

Refrigerar 10 minutos antes de servir.

Información nutricional por porción: Kcal: 205, Proteínas: 7.2g, Carbohidratos: 66.2g, Grasas: 0.9g

19.   Jugo de Mango y Moras

Ingredientes:

1 taza de mango, en trozos

1 taza de moras

1 banana grande, en trozos

1 naranja grande, sin piel

¼ cucharadita de canela, molida

Preparación:

Lavar el mango y trozarlo. Rellenar un vaso medidor y reservar el resto.

Poner las moras en un colador y lavar bajo agua fría. Colar y dejar a un lado.

Pelar la banana y trozar. Dejar a un lado.

Pelar la naranja y dividirla en gajos. Cortar cada gajo por la mitad y dejar a un lado.

Combinar el mango, moras, banana y naranja en una juguera, y pulsar. Transferir a un vaso y añadir la canela.

Agregar algunos cubos de hielo y servir inmediatamente.

Información nutricional por porción: Kcal: 296, Proteínas: 6.6g, Carbohidratos: 91.2g, Grasas: 2.1g

20.   Jugo de Palta y Zanahoria

Ingredientes:

1 taza de palta, en trozos

1 zanahoria grande, en trozos

1 taza de verdes de ensalada, en trozos

1 taza de Lechuga romana, rallada

1 pepino entero, en rodajas

¼ cucharadita de jengibre, molido

Preparación:

Pelar la palta y cortarla por la mitad. Remover el carozo y trozar. Rellenar el vaso medidor y reservar el resto en la nevera.

Lavar y pelar la zanahoria. Cortar en rodajas finas y dejar a un lado.

Combinar los verdes de ensalada y lechuga en un colador grande. Lavar bajo agua fría, colar y rallar. Dejar a un lado.

Lavar el pepino y cortarlo en rodajas finas. Rellenar un vaso medidor y reservar el resto. Dejar a un lado.

Combinar la palta, zanahoria, verdes de ensalada, lechuga y pepino en una juguera, y pulsar. Transferir a un vaso y añadir el jengibre.

Refrigerar 10 minutos antes de servir.

Información nutricional por porción: Kcal: 271, Proteínas: 7.3g, Carbohidratos: 34.1g, Grasas: 22.8g

21.   Jugo de Frambuesas y Pera

Ingredientes:

1 taza de frambuesas

1 pera grande, sin centro

1 ciruela entera, sin carozo y en trozos

1 manzana Granny Smith mediana, sin centro

¼ cucharadita de canela, molida

1 onza de agua de coco

Preparación:

Lavar las frambuesas usando un colador pequeño. Colar y dejar a un lado.

Lavar la pera y cortarla por la mitad. Remover el centro y trozar. Dejar a un lado.

Lavar la ciruela y cortarla por la mitad. Remover el carozo y dejar a un lado.

Lavar la manzana y cortarla por la mitad. Remover el centro y trozar. Dejar a un lado.

Combinar las frambuesas, pera, ciruela y manzana en una juguera, y pulsar. Transferir a un vaso y añadir la canela y agua de coco. Agregar hielo picado y servir inmediatamente.

Información nutricional por porción: Kcal: 239, Proteínas: 3.5g, Carbohidratos: 79.9g, Grasas: 1.6g

22.   Jugo de Guayaba y Mango

Ingredientes:

1 guayaba entera, en trozos

1 taza de mango, en trozos

1 cucharada de miel líquida

1 lima entera, sin piel

1 taza de pepino, en rodajas

1 manzana Dorada Deliciosa mediana, sin centro

Preparación:

Pelar la guayaba. Trozar y dejar a un lado.

Lavar y pelar el mango. Trozar y dejar a un lado.

Pelar la lima y cortarla por la mitad. Dejar a un lado.

Lavar el pepino y cortar en rodajas finas. Rellenar el vaso medidor y reservar el resto en la nevera.

Lavar la manzana y cortarla por la mitad. Remover el centro y trozar. Dejar a un lado.

Combinar la guayaba, mango, lima, pepino y manzana en una juguera, y pulsar. Transferir a un vaso y añadir la miel. Agregar hielo picado y servir inmediatamente.

Información nutricional por porción: Kcal: 211, Proteínas: 3.7g, Carbohidratos: 61.1g, Grasas: 1.5g

23.   Jugo de Arándanos y Espinaca

Ingredientes:

1 taza de arándanos

1 taza de espinaca fresca, en trozos

1 lima entera, sin piel

1 naranja mediana

1 onza agua de coco

Preparación:

Poner los arándanos en un colador y lavar bajo agua fría. Colar y dejar a un lado.

Lavar la espinaca y colar. Trozar y dejar a un lado.

Pelar la lima y cortarla por la mitad. Dejar a un lado.

Pelar la naranja y dividirla en gajos. Cortar cada gajo por la mitad y dejar a un lado.

Combinar los arándanos, espinaca, lima y naranja en una juguera, y pulsar. Transferir a un vaso y añadir el agua de coco.

Rociar con menta fresca.

Información nutricional por porción: Kcal: 158, Proteínas: 8.5g, Carbohidratos: 48.1g, Grasas: 1.5g

24. Jugo de Pimiento y Brócoli

Ingredientes:

1 pimiento verde grande, en trozos

1 taza de brócoli, en trozos

1 taza de Brotes de Bruselas, por la mitad

1 lima entera, sin piel

2 zanahorias grandes, en rodajas

¼ cucharadita cúrcuma, molida

Preparación:

Lavar el pimiento y cortarlo por la mitad. Remover la rama y semillas. Trozar y dejar a un lado.

Lavar el brócoli y brotes de Bruselas. Recortar las capas marchitas. Poner en una olla profunda y añadir agua hasta cubrir. Hervir y remover del fuego. Colar y trozar. Dejar enfriar completamente.

Pelar la lima y cortarla por la mitad. Dejar a un lado.

Lavar y pelar las zanahorias. Cortar en rodajas finas y dejar a un lado.

Combinar los pimientos, brócoli, brotes de Bruselas, lima y zanahorias en una juguera, y pulsar. Transferir a un vaso y añadir la cúrcuma. Agregar agua de ser necesario.

Rociar con sal.

Información nutricional por porción: Kcal: 122, Proteínas: 8.5g, Carbohidratos: 39.1g, Grasas: 1.2g

25. Jugo de Cantalupo y Pomelo

Ingredientes:

1 taza de cantalupo, en cubos

1 pomelo entero

1 taza de menta fresca, en trozos

¼ cucharadita de canela, molida

1 onza agua de coco

Preparación:

Cortar el cantalupo por la mitad. Remover las semillas y pulpa. Cortar y pelar un gajo grande. Trozar y rellenar un vaso medidor. Reservar el resto en la nevera.

Pelar el pomelo y dividir en gajos. Cortar cada gajo por la mitad y dejar a un lado.

Lavar la menta y romper con las manos. Dejar a un lado.

Combinar el cantalupo, pomelo y menta en una juguera, y pulsar.

Transferir a un vaso y añadir la canela y agua de coco. Agregar hielo y servir inmediatamente.

Información nutricional por porción: Kcal: 144, Proteínas: 4.2g, Carbohidratos: 42.6g, Grasas: 0.9g

26.   Jugo de Granada y Manzana

Ingredientes:

1 taza de semillas de granada

1 manzana Granny Smith mediana, sin centro

1 banana grande, en trozos

1 cucharada de miel líquida

1 onza de agua

Preparación:

Cortar la parte superior de la granada y deslizar hacia las membranas blancas. Remover las semillas a un vaso medidor y dejar a un lado.

Lavar la manzana y cortarla por la mitad. Remover el centro y trozar. Dejar a un lado.

Pelar la banana y trozar. Dejar a un lado.

Combinar la granada, manzana y banana en una juguera, y pulsar. Transferir a un vaso y añadir la miel y agua.

Servir frío.

Información nutricional por porción: Kcal: 243, Proteínas: 3.6g, Carbohidratos: 70.1g, Grasas: 1.8g

27.   Jugo de Calabacín y Albahaca

Ingredientes:

1 calabacín mediano, en trozos

1 taza de albahaca fresca, en trozos

1 taza de pepino, en rodajas

1 taza de lechuga roja, en trozos

1 taza de palta, en trozos pequeños

Preparación:

Pelar el calabacín y trozar. Dejar a un lado.

Combinar la albahaca y lechuga en un colador grande y lavar bajo agua fría. Colar y romper con las manos. Dejar a un lado.

Pelar la palta y cortarla por la mitad. Remover el carozo y trozar. Rellenar un vaso medidor y reservar el resto en la nevera.

Lavar el pepino y cortarlo en rodajas finas. Rellenar un vaso medidor y refrigerar el resto.

Combinar el calabacín, albahaca, lechuga, palta y pepino en una juguera. Pulsar, transferir a un vaso y añadir hielo.

Servir inmediatamente.

Información nutricional por porción: Kcal: 234, Proteínas: 6.7g, Carbohidratos: 21.7g, Grasas: 22.3g

28. Jugo de Banana y Durazno

Ingredientes:

1 taza de banana, en rodajas

1 durazno grande, sin carozo y en trozos

1 manzana verde pequeña, sin centro y en trozos

¼ cucharadita de canela, molida

1 onza de agua de coco

1 cucharada de menta, picada

Preparación:

Pelar las bananas y cortarlas en rodajas finas. Rellenar un vaso medidor y reservar el resto en la nevera.

Lavar el durazno y cortarlo por la mitad. Remover el carozo y trozar. Dejar a un lado.

Lavar la manzana y cortarla por la mitad. Remover el centro y trozar. Dejar a un lado.

Combinar las bananas, durazno y manzana en una juguera, y pulsar. Transferir a un vaso y añadir la canela y agua de coco. Agregar hielo picado y rociar con menta picada para más sabor.

Información nutricional por porción: Kcal: 362, Proteínas: 5.5g, Carbohidratos: 104g, Grasas: 1.7g

29.   Jugo de Acelga y Tomate

Ingredientes:

1 taza de tomates cherry, por la mitad

1 taza de Acelga, en trozos

1 taza de albahaca, en trozos

1 taza de remolachas, recortadas

¼ cucharadita de vinagre balsámico

¼ cucharadita de sal

1 onza de agua

Preparación:

Lavar los tomates cherry y remover las partes verdes. Cortar por la mitad y rellenar un vaso medidor. Reservar el resto en la nevera.

Combinar la acelga y albahaca en un colador grande y lavar bajo agua fría. Colar y romper con las manos. Dejar a un lado.

Lavar la remolacha y recortar las partes verdes. Cortar en rodajas finas y rellenar un vaso medidor. Reservar el resto.

Combinar el tomate cherry, acelga, albahaca y remolacha en una juguera, y pulsar. Transferir a un vaso y añadir el vinagre, sal y agua.

Servir inmediatamente.

Información nutricional por porción: Kcal: 72, Proteínas: 5.1g, Carbohidratos: 21.6g, Grasas: 0.7g

30. Jugo de Pera y Damasco

Ingredientes:

1 pera grande, en trozos

3 damascos enteros, sin carozo

1 taza de semillas de granada

1 naranja mediana, en gajos

¼ cucharadita de canela, molida

Preparación:

Lavar la pera y cortarla por la mitad. Trozar y dejar a un lado.

Lavar los damascos y cortarlos por la mitad. Remover el carozo y trozar. Dejar a un lado.

Cortar la parte superior de la granada y deslizar hacia las membranas blancas. Remover las semillas a un vaso medidor y dejar a un lado.

Pelar la naranja y dividirla en gajos. Cortar cada gajo por la mitad y dejar a un lado.

Combinar la pera, damascos, semillas de granada y naranja en una juguera. Pulsar, transferir a un vaso y añadir la canela.

Refrigerar 10 minutos antes de servir.

Información nutricional por porción: Kcal: 253, Proteínas: 4.9g, Carbohidratos: 78.3g, Grasas: 1.9g

31. Jugo de Col Rizada y Calabacín

Ingredientes:

1 taza de col rizada fresca, en trozos

1 calabacín mediano, en trozos

1 limón entero, sin piel

1 lima entera, sin piel

1 taza de menta fresca, en trozos

Preparación:

Lavar la col rizada bajo agua fría. Colar y trozar. Dejar a un lado.

Lavar el calabacín y trozar. Dejar a un lado.

Pelar el limón y lima. Cortarlos por la mitad y dejar a un lado.

Lavar la menta y trozarla. Dejar a un lado.

Combinar la col rizada, calabacín, limón, lima y menta en una juguera. Pulsar, transferir a un vaso y añadir hielo picado.

Servir inmediatamente.

Información nutricional por porción: Kcal: 79, Proteínas: 7g, Carbohidratos: 24.7g, Grasas: 1.7g

32. Jugo de Kiwi y Damasco

Ingredientes:

2 kiwis enteros, sin piel y por la mitad

3 damascos enteros, en trozos

1 manzana verde grande, sin centro

1 banana grande, en trozos

Preparación:

Pelar el kiwi y cortarlo por la mitad. Dejar a un lado.

Lavar los damascos y cortarlos por la mitad. Remover los carozos y trozar. Dejar a un lado.

Lavar la manzana y cortarla por la mitad. Remover el centro y trozar. Dejar a un lado.

Pelar la banana y trozar. Dejar a un lado.

Combinar el kiwi, damascos, manzana y banana en una juguera, y pulsar. Transferir a un vaso y añadir hielo.

Servir inmediatamente.

Información nutricional por porción: Kcal: 313, Proteínas: 5.4g, Carbohidratos: 91g, Grasas: 1.9g

33.   Jugo de Mango y Menta

Ingredientes:

1 taza de mango, en trozos

1 taza de menta fresca, en trozos

1 manzana roja Deliciosa pequeña, sin centro

1 durazno mediano, sin carozo

Preparación:

Pelar el mango y trozar. Rellenar un vaso medidor y reservar el resto en la nevera.

Lavar la menta bajo agua fría y romper con las manos. Puede remojar en agua caliente por 2 minutos.

Lavar la manzana y cortarla por la mitad. Remover el centro y trozar. Dejar a un lado.

Lavar el durazno y cortarlo por la mitad. Remover el carozo y trozar. Dejar a un lado.

Combinar el mango, menta, manzana y durazno en una juguera, y pulsar. Transferir a un vaso y añadir algunos cubos de hielo.

Servir inmediatamente.

Información nutricional por porción: Kcal: 227, Proteínas: 4.1g, Carbohidratos: 64.9g, Grasas: 1.6g

34. Jugo de Naranja e Hinojo

Ingredientes:

1 naranja mediana, sin piel

1 pera mediana, en trozos

1 taza de hinojo, en trozos

1 limón entero, sin piel

¼ cucharadita de canela, molida

1 onza de agua de coco

Preparación:

Pelar la naranja y dividirla en gajos. Cortar cada gajo por la mitad y dejar a un lado.

Lavar la pera y cortarla por la mitad. Remover el centro y trozar. Dejar a un lado.

Recortar las capas marchitas del hinojo. Trozarlo y rellenar un vaso medidor. Reservar el resto.

Pelar el limón y cortarlo por la mitad. Dejar a un lado.

Combinar la naranja, pera, hinojo y limón en una juguera, y pulsar. Transferir a un vaso y añadir la canela y agua de coco.

Refrigerar 15 minutos antes de servir.

Información nutricional por porción: Kcal: 156, Proteínas: 3.6g, Carbohidratos: 54.2g, Grasas: 0.7g

35. Jugo de Remolacha y Frambuesas

Ingredientes:

1 taza de remolacha, en rodajas

1 taza de frambuesas

1 limón entero, sin piel

1 pera mediana, en trozos

1 onza de agua

Preparación:

Lavar la remolacha y recortar las partes verdes. Cortar en rodajas finas y rellenar un vaso medidor. Reservar el resto.

Lavar las frambuesas usando un colador pequeño. Colar y dejar a un lado.

Pelar el limón y cortarlo por la mitad. Dejar a un lado.

Lavar la pera y cortarla por la mitad. Remover el centro y trozar. Dejar a un lado.

Combinar la remolacha, frambuesas, limón y pera en una juguera, y pulsar. Transferir a un vaso y añadir el agua.

Refrigerar 10 minutos antes de servir.

Información nutricional por porción: Kcal: 165, Proteínas: 4.9g, Carbohidratos: 60.2g, Grasas: 1.4g

36.   Jugo de Batata y Apio

Ingredientes:

1 taza de batatas, en cubos

1 taza de apio, en trozos

1 manzana mediana, sin centro

1 naranja mediana, sin piel

1 cucharada de menta fresca, en trozos

Preparación:

Pelar la batata y cortarla en cubos pequeños. Rellenar un vaso medidor y reservar el resto. Dejar a un lado.

Lavar el apio y trozar. Dejar a un lado.

Lavar la manzana y cortarla por la mitad. Remover el centro y trozar. Dejar a un lado.

Pelar la naranja y dividirla en gajos. Cortar cada gajo por la mitad y dejar a un lado.

Combinar las batatas, apio, manzana y naranja en una juguera. Pulsar, transferir a un vaso y rociar con menta.

Añadir hielo picado y servir inmediatamente.

Información nutricional por porción: Kcal: 236, Proteínas: 4.7g, Carbohidratos: 67.8g, Grasas: 0.7g

37.   Jugo de Tomate y Espinaca

Ingredientes:

1 tomate mediano, en trozos

1 taza de espinaca fresca, en trozos

1 zanahoria mediana, en rodajas

1 taza de apio, en trozos

¼ cucharadita de sal

¼ cucharadita de vinagre balsámico

Preparación:

Lavar el tomate y ponerlo en un tazón pequeño. Trozar y reservar el jugo. Dejar a un lado.

Lavar la espinaca bajo agua fría. Trozar y dejar a un lado.

Lavar y pelar la zanahoria. Cortar en rodajas finas y dejar a un lado.

Lavar el apio y trozarlo. Dejar a un lado.

Combinar el tomate, espinaca, zanahoria y apio en una juguera, y pulsar. Transferir a un vaso y añadir la sal, vinagre y jugo de tomate.

Servir frío.

Información nutricional por porción: Kcal: 72, Proteínas: 8.4g, Carbohidratos: 21.2g, Grasas: 1.4g

38.   Jugo de Frutilla y Lima

Ingredientes:

1 taza de frutillas, en trozos

1 lima entera, sin piel

1 manzana Granny Smith pequeña, sin centro

1 limón entero, sin piel

2 onzas agua de coco

¼ cucharadita canela, molida

Preparación:

Lavar las frutillas y remover las ramas. Trozar y rellenar un vaso medidor. Reservar el resto.

Pelar la lima y limón. Cortarlos por la mitad y dejar a un lado.

Lavar la manzana y cortarla por la mitad. Remover el centro y trozar. Dejar a un lado.

Combinar las frutillas, lima, limón y manzana en una juguera, y pulsar. Transferir a un vaso y añadir el agua de coco y canela.

Agregar hielo picado y servir inmediatamente.

Información nutricional por porción: Kcal: 122, Proteínas: 2.4g, Carbohidratos: 39.7g, Grasas: 0.9g

39.   Jugo de Ananá y Naranja

Ingredientes:

1 taza de ananá, en trozos

1 naranja grande, sin piel

½ taza de espinaca, en trozos

3 brotes de Bruselas, por la mitad

Preparación:

Cortar la parte superior del ananá. Pelarlo y cortar en rodajas finas. Rellenar un vaso medidor y reservar el resto.

Pelar la naranja y dividirla en gajos. Cortar cada gajo por la mitad y dejar a un lado.

Lavar la espinaca bajo agua fría y romper con las manos. Dejar a un lado.

Lavar los brotes de Bruselas y recortar las hojas marchitas. Cortarlos por la mitad y dejar a un lado.

Combinar el ananá, naranja, espinaca y brotes de Bruselas en una juguera, y pulsar. Transferir a un vaso y refrigerar 15 minutos antes de servir.

Información nutricional por porción: Kcal: 172, Proteínas: 7.9g, Carbohidratos: 52.7g, Grasas: 1.1g

40.   Jugo de Zanahoria y Apio

Ingredientes:

1 zanahoria grande, en rodajas

1 taza de apio, en trozos

1 limón entero, sin piel

1 manzana Dorada Deliciosa pequeña, sin centro

¼ cucharadita cúrcuma, molida

¼ cucharadita jengibre, molido

Preparación:

Lavar y pelar la zanahoria. Cortar en rodajas finas y dejar a un lado.

Lavar el apio y trozarlo. Dejar a un lado.

Pelar el limón y cortarlo por la mitad. Dejar a un lado.

Lavar la manzana y cortarla por la mitad. Remover el centro y trozar. Dejar a un lado.

Combinar la zanahoria, apio, limón y manzana en una juguera, y pulsar. Transferir a un vaso y añadir el agua, cúrcuma y jengibre. Puede agregar hielo picado.

Servir inmediatamente.

Información nutricional por porción: Kcal: 105, Proteínas: 2.4g, Carbohidratos: 32.8g, Grasas: 0.7g

41. Jugo de Pera y Repollo

Ingredientes:

1 pera grande, en trozos

1 taza de repollo morado, en trozos

1 limón entero, sin piel

1 pepino entero, en rodajas

Preparación:

Lavar la pera y cortarla por la mitad. Remover el centro y trozar. Dejar a un lado.

Lavar el repollo bajo agua fría. Colar y trozar. Dejar a un lado.

Pelar el limón y cortarlo por la mitad. Dejar a un lado.

Lavar el pepino y cortarlo en rodajas finas. Dejar a un lado.

Combinar la pera, repollo, limón y pepino en una juguera. Pulsar, transferir a un vaso y servir inmediatamente.

Información nutricional por porción: Kcal: 173, Proteínas: 4.7g, Carbohidratos: 57.9g, Grasas: 0.9g

42.   Jugo de Coliflor y Tomate

Ingredientes:

1 taza de coliflor, en trozos

1 tomate mediano, en trozos

½ taza de cebollas de verdeo, en trozos

½ taza de albahaca, en trozos

1 taza de pepino, en rodajas

1 onza de agua

Preparación:

Recortar las hojas externas de la coliflor. Lavar y trozar. Rellenar un vaso medidor y reservar el resto. Dejar a un lado.

Lavar el tomate y ponerlo en un tazón pequeño. Trozar y reservar el jugo. Dejar a un lado.

Lavar las cebollas de verdeo y albahaca. Trozar y dejar a un lado.

Lavar el pepino y cortarlo en rodajas finas. Rellenar un vaso medidor y reservar el resto. Dejar a un lado.

Combinar la coliflor, tomate, cebollas de verdeo, albahaca y pepino en una juguera, y pulsar. Transferir a un vaso y añadir el agua.

Servir frío.

Información nutricional por porción: Kcal: 51, Proteínas: 4.4g, Carbohidratos: 13.9g, Grasas: 0.7g

43.   Jugo de Cantalupo y Frutilla

Ingredientes:

1 taza de cantalupo, en trozos

1 taza de frutillas, en trozos

1 taza de banana, en trozos

2 ciruelas enteras, en trozos

¼ cucharadita de canela, molida

Preparación:

Cortar el cantalupo por la mitad. Remover las semillas y cortar un gajo grande. Pelarlo y trozarlo. Rellenar un vaso medidor y envolver el resto en film.

Lavar las frutillas y remover las hojas. Trozar y dejar a un lado.

Pelar la banana y trozarla. Rellenar un vaso medidor y reservar el resto. Dejar a un lado.

Lavar las ciruelas y cortarlas por la mitad. Remover los carozos y trozar. Dejar a un lado.

Combinar el cantalupo, frutillas, banana y ciruelas en una juguera, y pulsar. Transferir a un vaso y añadir la canela.

Agregar hielo picado y servir inmediatamente.

Información nutricional por porción: Kcal: 249, Proteínas: 4.8g, Carbohidratos: 73.1g, Grasas: 1.5g

44.   Jugo de Acelga y Col Rizada

Ingredientes:

2 tazas de Acelga, en trozos

1 taza de col rizada fresca, en trozos

1 taza de semillas de granada

1 naranja grande, sin piel

1 manzana Granny Smith pequeña, sin centro

Preparación:

Combinar la acelga y col rizada en un colador grande. Lavar bajo agua fría y colar. Trozar y dejar a un lado.

Cortar la parte superior de la granada y deslizar hacia las membranas blancas. Remover las semillas a un vaso medidor y dejar a un lado.

Pelar la naranja y dividirla en gajos. Cortar cada gajo por la mitad y dejar a un lado.

Lavar la manzana y cortarla por la mitad. Remover el centro y trozar. Dejar a un lado.

Combinar la acelga, col rizada, semillas de granada, naranja y manzana en una juguera, y pulsar. Transferir a un vaso y añadir algunos cubos de hielo.

Servir inmediatamente.

Información nutricional por porción: Kcal: 227, Proteínas: 7.9g, Carbohidratos: 66.1g, Grasas: 2.3g

45.   Jugo de Ananá y Mango

Ingredientes:

1 taza de ananá, en trozos

1 taza de mango, en trozos

1 taza de col rizada, en trozos

1 naranja grande, sin piel

1 nudo de jengibre pequeño, en trozos

Preparación:

Cortar la parte superior del ananá. Pelar y trozar. Rellenar un vaso medidor y reservar el resto.

Pelar el mango y trozarlo. Rellenar un vaso medidor y reservar el resto. Dejar a un lado.

Lavar la col rizada bajo agua fría. Colar y romper en piezas pequeñas. Dejar a un lado.

Pelar la naranja y dividirla en gajos. Cortar cada gajo por la mitad y dejar a un lado.

Pelar el nudo de jengibre y trozarlo. Dejar a un lado.

Combinar el ananá, mango, col rizada, naranja y jengibre en una juguera, y pulsar. Transferir a un vaso y refrigerar 15 minutos antes de servir.

Información nutricional por porción: Kcal: 258, Proteínas: 6.9g, Carbohidratos: 74.9g, Grasas: 1.7g

46.   Jugo de Pimiento y Repollo

Ingredientes:

1 pimiento rojo grande, en trozos

1 taza de repollo morado, en trozos

1 taza de remolacha, en rodajas

1 taza de espinaca fresca, en trozos

3 tomates cherry, por la mitad

¼ cucharadita de sal

Preparación:

Lavar el pimiento y cortarlo por la mitad. Remover la rama y semillas. Trozar y dejar a un lado.

Combinar el repollo y espinaca en un colador grande. Lavar bajo agua fría y colar. Trozar y dejar a un lado.

Lavar la remolacha y recortar las partes verdes. Pelar y cortar en rodajas finas. Rellenar un vaso medidor y reservar el resto.

Lavar los tomates cherry y remover las hojas. Cortar por la mitad y dejar a un lado.

Combinar el pimiento, repollo, remolacha, espinaca y tomates en una juguera, y pulsar. Transferir a un vaso y añadir la sal.

Servir inmediatamente.

Información nutricional por porción: Kcal: 134, Proteínas: 11.5g, Carbohidratos: 39.1g, Grasas: 1.8g

47.   Jugo de Arándanos y Pepino

Ingredientes:

1 taza de arándanos

1 taza de pepino, en rodajas

1 taza de frutillas, en trozos

1 taza de menta fresca, en trozos

1 zanahoria grande, en rodajas

¼ cucharadita de canela, molida

Preparación:

Lavar los arándanos usando un colador pequeño. Colar y dejar a un lado.

Lavar el pepino y cortar en rodajas finas. Rellenar el vaso medidor y reservar el resto en la nevera.

Lavar las frutillas y remover las hojas. Trozar y dejar a un lado.

Lavar la menta bajo agua fría. Colar y trozar. Dejar a un lado.

Lavar y pelar la zanahoria. Cortar en rodajas finas y dejar a un lado.

Combinar los arándanos, pepino, frutillas, menta y zanahoria en una juguera. Pulsar.

Transferir a un vaso y añadir la canela. Agregar hielo picado y servir inmediatamente.

Información nutricional por porción: Kcal: 141, Proteínas: 4g, Carbohidratos: 45g, Grasas: 1.3g

48.   Jugo de Uva y Cereza

Ingredientes:

2 tazas de uvas verdes

1 taza de cerezas congeladas, descongeladas

1 banana pequeña, sin piel

1 lima entera, sin piel

1 cucharada de agua de coco

Preparación:

Lavar las uvas bajo agua fría y remover las hojas. Dejar a un lado.

Pelar la banana y trozar. Dejar a un lado.

Pelar la lima y cortarla por la mitad. Dejar a un lado.

Combinar las uvas, cerezas, banana y lima en una juguera, y pulsar. Transferir a un vaso y añadir el agua de coco.

Servir inmediatamente.

Información nutricional por porción: Kcal: 292, Proteínas: 4.1g, Carbohidratos: 82.9g, Grasas: 1.3g

49.   Jugo de Limón y Puerro

Ingredientes:

1 limón entero, sin piel

1 puerro entero, en trozos

1 lima entera, sin piel

1 naranja grande, sin piel

1 manzana verde pequeña, sin centro

Preparación:

Pelar el limón y lima. Cortarlos por la mitad y dejar a un lado.

Lavar el puerro y trozarlo. Dejar a un lado.

Pelar la naranja y dividirla en gajos. Cortar cada gajo por la mitad y dejar a un lado.

Lavar la manzana y cortarla por la mitad. Remover el centro y trozar. Dejar a un lado.

Combinar el limón, puerro, lima, naranja y manzana en una juguera, y pulsar. Transferir a un vaso y refrigerar 15 minutos antes de servir.

Información nutricional por porción: Kcal: 205, Proteínas: 4.5g, Carbohidratos: 62.9g, Grasas: 0.9g

50.   Jugo de Palta y Rábano

Ingredientes:

1 taza de palta, en cubos

3 rábanos grandes, en trozos

1 calabacín pequeño, en rodajas

1 taza de apio, en trozos

1 taza de pepino, en rodajas

¼ cucharadita de sal

1 onza de agua

Preparación:

Pelar la palta y cortarla por la mitad. Remover el carozo y cortar en cubos pequeños. Rellenar un vaso medidor y reservar el resto.

Lavar los rábanos y trozar. Dejar a un lado.

Lavar el calabacín y cortarlo en rodajas finas. Dejar a un lado.

Lavar el apio y trozarlo. Dejar a un lado.

Lavar el pepino y cortarlo en rodajas finas. Rellenar un vaso medidor y reservar el resto. Dejar a un lado.

Combinar la palta, rábanos, calabacín, apio y pepino en una juguera, y pulsar. Transferir a un vaso y añadir la sal y agua.

Servir frío.

Información nutricional por porción: Kcal: 235, Proteínas: 5.6g, Carbohidratos: 22.3g, Grasas: 22.6g

51.   Jugo de Mango y Kiwi

Ingredientes:

1 taza de mango, en trozos

1 kiwi entero, sin piel

1 manzana Granny Smith pequeña, sin centro

1 nudo de jengibre pequeño, sin piel

2 onzas de agua de coco

Preparación:

Pelar el mango y trozarlo. Rellenar un vaso medidor y reservar el resto.

Pelar el kiwi y cortarlo por la mitad. Dejar a un lado.

Lavar la manzana y cortarla por la mitad. Remover el centro y trozar. Dejar a un lado.

Pelar el nudo de jengibre y trozarlo. Dejar a un lado.

Combinar el mango, kiwi, manzana y jengibre en una juguera, y pulsar. Transferir a un vaso y añadir el agua de coco. Agregar hielo picado y servir inmediatamente.

Información nutricional por porción: Kcal: 196, Proteínas: 2.8g, Carbohidratos: 55.5g, Grasas: 1.3g

52.   Jugo de Brócoli y Calabaza

Ingredientes:

1 taza de brócoli, en trozos

1 taza de calabaza, en cubos

1 limón entero, sin piel

1 taza de hinojo, en trozos

1 taza de pepino, en rodajas

Preparación:

Lavar el brócoli y recortar las hojas externas. Trozar y rellenar un vaso medidor. Reservar el resto.

Cortar la parte superior de la calabaza. Cortar por la mitad y remover las semillas. Quitar un gajo grande y pelarlo. Cortar en cubos pequeños y rellenar un vaso medidor. Reservar el resto en la nevera.

Pelar el limón y cortarlo por la mitad. Dejar a un lado.

Recortar las capas marchitas del hinojo. Trozarlo y rellenar un vaso medidor. Reservar el resto.

Lavar el pepino y cortar en rodajas finas. Rellenar el vaso medidor y reservar el resto en la nevera. Dejar a un lado.

Combinar el brócoli, calabaza, limón, hinojo y pepino en una juguera, y pulsar. Transferir a un vaso y añadir hielo picado.

Servir inmediatamente.

Información nutricional por porción: Kcal: 196, Proteínas: 2.8g, Carbohidratos: 55.5g, Grasas: 1.3g

OTROS TITULOS DE ESTE AUTOR

70 Recetas De Comidas Efectivas Para Prevenir Y Resolver Sus Problemas De Sobrepeso: Queme Calorías Rápido Usando Dietas Apropiadas y Nutrición Inteligente

Por

Joe Correa CSN

48 Recetas De Comidas Para Eliminar El Acné: ¡El Camino Rápido y Natural Para Reparar Sus Problemas de Acné En 10 Días O Menos!

Por

Joe Correa CSN

41 Recetas De Comidas Para Prevenir el Alzheimer: ¡Reduzca El Riesgo de Contraer La Enfermedad de Alzheimer De Forma Natural!

Por

Joe Correa CSN

70 Recetas De Comidas Efectivas Para El Cáncer De Mama: Prevenga Y Combata El Cáncer De Mama Con una Nutrición Inteligente y Alimentos Poderosos

Por

Joe Correa CSN

www.ingramcontent.com/pod-product-compliance
Lightning Source LLC
Chambersburg PA
CBHW030256030426
42336CB00009B/405